BEI GRIN MACHT SICH IHR WISSEN BEZAHLT

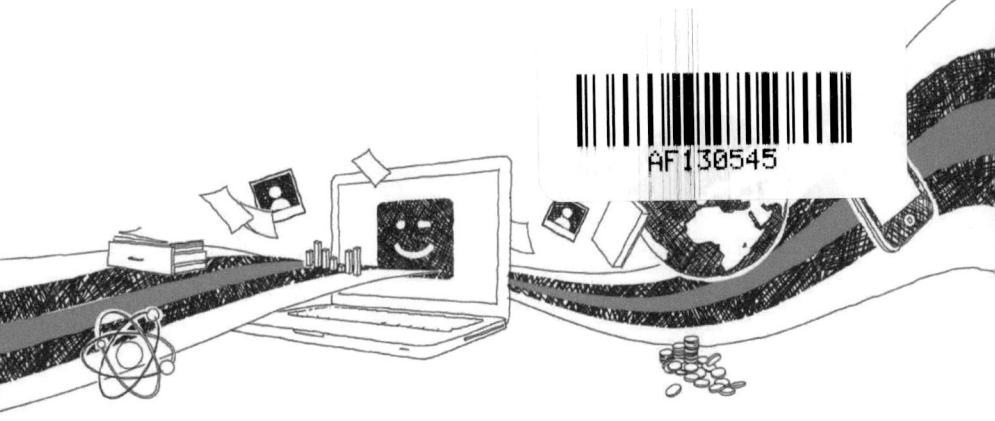

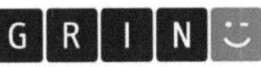

Wie können Konflikte im Team durch Führungskräfte konstruktiv gelöst werden?

Karola Firke-Prinz

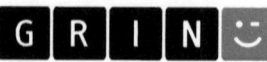

Bibliografische Information der Deutschen Nationalbibliothek:

Die Deutsche Nationalbibliothek verzeichnet diese Publikation in der Deutschen Nationalbibliografie; detaillierte bibliografische Daten sind im Internet über http://dnb.d-nb.de abrufbar.

ISBN: 9783346412799
Dieses Buch ist auch als E-Book erhältlich.

© GRIN Publishing GmbH
Nymphenburger Straße 86
80636 München

Druck und Bindung: Books on Demand GmbH, Norderstedt Germany
Gedruckt auf säurefreiem Papier aus verantwortungsvollen Quellen

Das Buch bei GRIN: https://www.grin.com/document/1019883

Dresden International University

Zertifikatskurs Stations- und Funktionsleiterkurs

Wie können Konflikte im Team durch Führungskräfte konstruktiv gelöst werden?

Abschlussarbeit

Name: Karola Firke-Prinz

Eingereicht am: 12.02.2021

Abstract

Nicht selten stößt man im Beruflichen und Privatem auf konfliktgeladene Situationen. Konflikte im Team behindern die Zusammenarbeit, stören den Arbeitsablauf und schmälern die Arbeitsergebnisse. Durch die Auseinandersetzung mit diesem Thema, können eine professionelle Herangehensweise und das Selbst- und Rollenverständnis der Führungskraft sensibilisiert und unterstützt werden. Ziel dieser Arbeit war es herauszufinden, ob eine Führungskraft Konflikte konstruktiv lösen kann. Wie hilft professionelles Konflikt- management dabei? Welche Optionen stehen in diesem Zusammenhang zur Verfügung? Um diese Fragen zu untersuchen, wurde in der Literatur recherchiert und herausgearbeitet welche Bewältigungsmöglichkei- ten und Instrumente sich im Konfliktmanagement bieten. Anhand von Praxisbeispielen, die durch Beobach- tungen entstanden, wurden verschiedene Konfliktsituationen beleuchtet.

Inhaltsverzeichnis

Abbildungsverzeichnis

1 Einleitung

„Menschen die miteinander zu schaffen haben, machen einander zu schaffen." (Schulz von Thun 1989)

Allem Anschein nach handelt es sich dabei um eine Grundtatsache des menschlichen Lebens, denn nicht selten stößt man im Beruflichen und im Privaten auf konfliktgeladene Situationen. Und so stellt man sich die Frage: Warum intrigieren Teammitglieder?

Dafür gibt es eine Reihe von Ursachen:

Ein entscheidender Faktor ist häufig destruktiver Neid. Missgunst auf die Laufbahn des Kollegen, den guten Kontakt zum Chef, ein schickes Haus oder ein neues Auto. Menschen haben immer den Drang, sich mit anderen zu vergleichen. Wer ständig Parallelen sucht, könnte immer etwas finden, worauf man missgünstig sein kann. In diesem neidgeprägten Kontext, werden unter anderem negative Gerüchte gestreut, um Kollegen ins schlechte Licht zu stellen. Informationen werden nicht weitergegeben, Ergebnisse werden sogar sabotiert. Destruktiver Neid führt zu negativen Gefühlen, ablehnender innerer Haltung, bewusst oder unbewusst bösartigem Verhalten, zu Hass und auch Schadenfreude. Er ist feindselig schädigend und depressiv lähmend (Köhler 2020).

Doch man ist dieser Situation nicht hilflos ausgeliefert:

So gibt es eine Reihe von Hinweisen und Tipps, wie man sich dieser Problematik stellen kann. Der erste Tipp sollte dabei fast selbstverständlich sein. Wenn man merkt, dass ein Kollege im Team intrigiert, muss die Zeit des Abwartens vorbei sein. Die Situation wird sich nicht von allein verbessern. Der Kollege wird nicht plötzlich zu der Erkenntnis gelangen, dass negative Gerüchte das Teamleben, die Arbeitsatmosphäre, den Arbeitsablauf und die Arbeitsleistung beeinflussen und behindern. Aber die Praxis zeigt immer wieder, dass durch geschickte Strategien verschleiert und verharmlost wird (Warkentin 2020).

Passivität ist somit der falsche Weg. Es muss von Anfang an überlegt werden, wie man sich als Führungskraft angemessen verhalten kann und welche Optionen in diesem Zusammenhang zur Verfügung stehen.

Intrigen leben vor allem davon, dass sie möglichst unauffällig ablaufen und im Hintergrund eine Manipulation anderer Teammitglieder stattfindet. Um das zu verhindern, muss ganz offen angesprochen werden, dass es führenden Mitarbeitern nicht entgeht, wie das Team zurzeit aufgestellt ist. Die Stationsleitung spielt im Kontext von Konfliktbewältigung immer eine entscheidende Rolle. Sie hat Einfluss darauf, wie Konflikte im Team ausgetragen und bewältigt werden können.

Da in der Teamarbeit häufig Konflikte – wie eben geschildert – entstehen, hat sich die Verfasserin der hier vorliegenden Arbeit entschlossen, das Thema aufzugreifen. Es wird den Fragen nachgegangen wie sich Konflikte im Team entwickeln und wie sie die Führungskraft als Teil der sozialen Gruppierung konstruktiv lösen kann.

2 Der Konflikt – eine Spannungssituation

Das lateinische Wort für „Konflikt" leitet sich von „conflictus" ab und bedeutet Zusammenstoßen, Kampf oder Streit.

Konflikte können auf verschiedenen Ebenen entstehen: innerhalb eines Menschen, zwischen Menschen, Gruppen oder auch Nationen. Nehmen zwei oder mehrere Parteien ihre Ziele, Handlungsabsichten und Interessen als unvereinbar wahr, entsteht eine Spannungssituation, ein sozialer Konflikt. In unserer Kultur besteht die allgemeine Tendenz, den Konflikt als negativ zu betrachten. Er muss aber nicht immer negativ sein. Konflikte auf Sachebene sind sogar notwendig, damit es Fortschritt und Verbesserungen geben kann. Es gibt verschiedene Arten von Konflikten, die im weiteren Verlauf erläutert werden (Becker 2005). Konflikte sind Bestandteil unseres Lebens. Das soziale Miteinander führt durch unterschiedliche Interessen und Ziele unweigerlich zu Konflikten. Es entsteht ein angespanntes Verhältnis zwischen sich selbst und anderen oder auch nur zu sich selbst. Spielt sich diese Spannungssituation in einem Menschen ab, handelt es sich um einen inneren Konflikt. Zwischenmenschliche Konflikte spielen sich zwischen mindestens zwei Parteien ab. Im Arbeitsleben finden wir diese Konflikte zum Beispiel zwischen Mitarbeitern gleicher Ebene, zwischen Mitarbeiter und Führungskraft, zwischen verschiedenen Teams und Bereichen. In dieser Situation herrschen Disstress, Angst oder Feindseligkeit. Auseinandersetzungen finden nur noch auf der Gefühlseben statt. Häufig werden Machtkämpfe, Antipathien und Rachegelüste ausgetragen. Dabei kommt es zu verzerrter Wahrnehmung, eingeschränkter Kommunikation und Misstrauen im Team (Preißler 2008, S. 39 - 41).

2.1 Konfliktursachen

In jedem Team besteht Konfliktpotential auf drei Ebenen. Haug sieht diese Ebenen folgendermaßen:

- Umgang der einzelnen Mitarbeiter untereinander: Fehlen von konstruktiven Normen und Werten, Toleranz und Empathie,
- Persönlichkeitsmerkmale der Teammitglieder: Selbstwertgefühl, Bereitschaft zur Weiterentwicklung, Lebenseinstellung und
- Teamorganisation: Rahmenbedingungen wie Kultur, Struktur, Hierarchie, Teamgröße.

Er meint also, in der Regel entstehen Konflikte bei Machtproblematiken, unterschiedlichen Werten, Zielen und Emotionen (Haug 2008, S. 82).

Mögliche Ursachen für die Konfliktentstehung differenzieren Fuchs-Brüninghofer und Görner nach:

- <u>allgemeine Ursachen:</u> Verteilungskonflikt,

6

- spezielle Ursachen: unterschiedliche Werte und Normen der Gegenparteien sowie
- konfliktfördernden Bedingungen: organisatorische Begebenheiten (Fuchs-Brüninghofer & Görner 1999, S. 89 f.).

Zusammenfassend kann gesagt werden, Konflikte entstehen aufgrund unzureichender Kommunikation, zu hoch definierter Ziele, Führungsfehlern, Über- und Unterforderung sowie unklarer Definition von Kompetenzen, Verantwortlichkeiten und Zuständigkeitsbereichen. Antipathie und unterschiedliche persönliche Einstellungen führen unter Mitarbeitern zu Misstrauen und unangebrachter Skepsis. Es existiert eine Aversion gegenüber den anderen. Neid im Berufsleben ist ein aggressives Gefühl und zeichnet sich im Wesentlichen durch Unzufriedenheit aus (Rassek 2020). Oft ist dieser destruktive Neid lähmend und schädlich für das eigene Selbstwertgefühl. Dieser denaturierte Vergleich mit den Mitmenschen bestimmt das eigene Leben. Jegliche Objektivität dem anderen gegenüber geht verloren. Es wird sich nicht nur geärgert, es wird intrigiert. Obwohl diese psychologischen Konflikttreiber Einfluss auf unser Miteinander haben, wirken sie meist unbemerkt im Hintergrund.

2.1.1 Praxisbeispiel zum Aspekt „Konfliktursachen"

Schwester Pia ist seit 18 Jahren Teamleiterin eines OP-Saales. Das Team ist seit vielen Jahren konstant und es gibt keinerlei Veränderung in Arbeitsabläufen. Jeder arbeitet vor sich hin und möchte seine Komfortzone nicht verlassen. Schwester Lea ist selbstbewusst und rhetorisch begabt. Mit viel Engagement versucht sie ständig die Einheit zu stören. Sie sammelt alle Unzufriedenen um sich, manipuliert sie um letztendlich ihre eigenen Interessen (Dienstplan und Urlaubswünsche) durchzusetzen. Sie kritisiert ständig Entscheidungen und Verhalten der Leitung und nutzt jede Schwäche von Pia aus um sie bloßzustellen. Als ein neuer Mitarbeiter ins Team kommt und Kritik daran äußert, werden einige Mitarbeiter hellhörig. Sie fordern von der Teamleitung Autorität und Initiative das Verhalten von Lea zu unterbinden. Pia versteckt sich hinter Ausflüchten, kommt zu wichtigen Besprechungen zu spät, überträgt Kontrollaufgaben an die stellvertretende Stationsleitung und immer mehr wird allen Teammitgliedern bewusst: Pia wird ihren Leitungsaufgaben nicht gerecht. Lange Zeit wird sie von der Pflegedienstleitung gecoacht, kann aber die Vorschläge und Empfehlungen auf Grund ihrer Persönlichkeitsstruktur nicht umsetzen. Da die individuelle Handlungsbereitschaft von ihr mittlerweile blockiert ist, unterstützt sie auch eine Konfliktmediation nicht. Das Team spaltet sich immer mehr in zwei Lager. Die, die schon immer gegen sie waren und die, die sie gern unterstützen wollen. Aber in einem Punkt sind sich alle einig: „Wir fordern eine Entscheidung!" Als die Unruhe, die Arbeitsleistung und Ausfälle wegen Krankheit im Team immer mehr zunehmen, handelt die Pflegedienstleitung und enthebt Schwester Pia ihres Postens der Teamleitung.

2.2 Konflikteskalation und Symptome

In Anlehnung an Friedrich Glasl soll die folgende Übersicht die Zuordnung der neun Eskalationsstufen mit den Symptomen eines Konflikts aufzeigen. Diese Eskalationsstufen haben verschiedene Merkmale und Anzeichen und zeigen wie sich die Beziehungen, das Verhalten und die Wahrnehmungen der Konfliktparteien verändern, verschlechtern und verzerren.

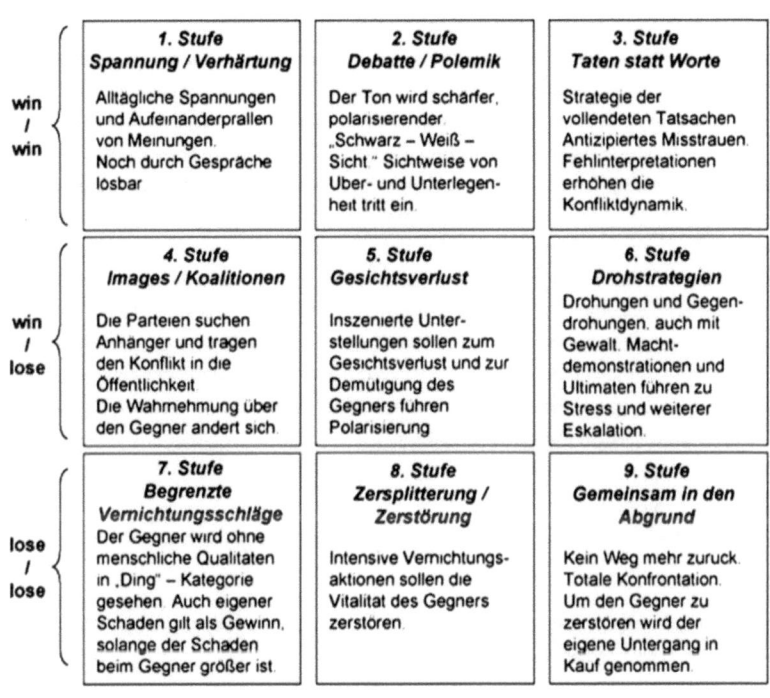

	1. Stufe Spannung / Verhärtung	2. Stufe Debatte / Polemik	3. Stufe Taten statt Worte
win / win	Alltägliche Spannungen und Aufeinanderprallen von Meinungen. Noch durch Gespräche lösbar	Der Ton wird schärfer, polarisierender. „Schwarz – Weiß – Sicht." Sichtweise von Über- und Unterlegenheit tritt ein.	Strategie der vollendeten Tatsachen. Antizipiertes Misstrauen. Fehlinterpretationen erhöhen die Konfliktdynamik.

	4. Stufe Images / Koalitionen	5. Stufe Gesichtsverlust	6. Stufe Drohstrategien
win / lose	Die Parteien suchen Anhänger und tragen den Konflikt in die Öffentlichkeit. Die Wahrnehmung über den Gegner ändert sich.	Inszenierte Unterstellungen sollen zum Gesichtsverlust und zur Demütigung des Gegners führen. Polarisierung	Drohungen und Gegendrohungen, auch mit Gewalt. Machtdemonstrationen und Ultimaten führen zu Stress und weiterer Eskalation.

	7. Stufe Begrenzte Vernichtungsschläge	8. Stufe Zersplitterung / Zerstörung	9. Stufe Gemeinsam in den Abgrund
lose / lose	Der Gegner wird ohne menschliche Qualitäten in „Ding" – Kategorie gesehen. Auch eigener Schaden gilt als Gewinn, solange der Schaden beim Gegner größer ist.	Intensive Vernichtungsaktionen sollen die Vitalität des Gegners zerstören.	Kein Weg mehr zurück. Totale Konfrontation. Um den Gegner zu zerstören wird der eigene Untergang in Kauf genommen.

Abbildung 1: Die neun Eskalationsstufen nach Glasl (Rabe, Wode 2020, Kap.3)

Im Team herrscht eine gespannte, feindselige und aggressive Stimmung. Diese gesamte Situation hält ein Team davon ab, ein gemeinsames Ziel anzustreben und Beziehungen vertrauensvoll zu gestalten (Kälin & Müri 2000, S. 143).

2.2.1 Praxisbeispiel zum Aspekt Konfliktsymptome

Schwester Ramona kommt neu ins OP-Team. Sie wird von zwei Teammitgliedern gleich als arrogant ein-geschätzt. Ihr freundlicher „Guten Morgen!" Gruß bleibt immer öfter unbeantwortet und die Zusammenarbeit mit den Schwestern Vroni und Rita erfolgt in stillschweigender Missachtung. Ramona hat ein offenes Wesen und tritt selbstbewusst auf. Sie bringt Vorschläge zu konstruktiven Arbeitsabläufen und übernimmt gern Aufgaben. Bald wird sie in einer Teamsitzung von der Leitung als Verantwortliche für ein kleines Fachgebiet eingeteilt. „Kennt die sich da überhaupt richtig aus?" kommt sofort der Einwand von Rita „Da arbeite ich jetzt dort gar nicht mehr." Immer wieder kommt es in der weiteren Zusammenarbeit zu bissigen Bemerkun-gen, abwertender Gestik und Mimik. Ramona lässt sich nicht entmutigen und stürzt sich in die Arbeit. Sie räumt in Absprache mit anderen Teammitgliedern Arbeitsmaterialien um und beschriftet alles. Am nächsten Tag sind Beschriftungen entfernt. Im weiteren Verlauf werden andere Teammitglieder immer wieder darauf aufmerksam gemacht, wie arrogant und dumm Ramona ist. Diese legt mittlerweile jedes Wort auf die Gold-waage und interpretiert jedes Gespräch, jede Handlung von anderen Teammitgliedern gegen sich. „Alle können mich nicht leiden und hetzen über mich." Beteuerungen, dass es so nicht ist, werden nicht mehr wahrgenommen. Die eigene Sicht auf den Konflikt als Opferrolle und der Angriff auf die eigene Person wird zur Wahrheit. Beide Parteien sehen nur noch fehlerhaftes Verhalten auf der anderen Seite und holen sich Unterstützung bei Gleichgesinnten. Als Vroni Ramona am Operationstisch ablöst und die Zählkontrolle von Verbrauchsmaterialien nicht ordnungsgemäß durchführt, weil sie nicht miteinander sprechen wollen, kommt es zu einem schwerwiegenden Zwischenfall. Ein Bauchtuch bleibt unbeabsichtigt im Operationsgebiet. Ein Aufarbeiten ist nahezu unmöglich, beide Seiten haben nur noch eine selektive Wahrnehmung und sehen ihre Vorurteile gegenüber der anderen Seite bestätigt.

2.3 Konfliktebenen – Grundlagenmodell Kommunikationsebenen

Der Kommunikationspsychologe Paul Watzlawick hat herausgefunden, dass ein menschlicher Kommuni-kationsaustauch immer auf zwei Ebenen stattfindet.

- Sachebene: konkrete Fakten, Sachverhalte und Situationen, Oberfläche des Geschehens
- Beziehungsebene: intuitive, emotionale und soziale Gefühle, persönlicher Bereich, unbewusst, verborgen

9

Dabei hat die Sachebene nur 20 Prozent Einfluss auf eine gelungene Kommunikation. Die Beziehungs-ebene nimmt den größeren Bereich von 80 Prozent ein und spielt sich unbewusst und verborgen ab. Diese Ebene hat den größeren Einfluss auf unsere Kommunikation und die Streitkultur. Letztlich liegt bei einem Konflikt immer ein emotionaler Aufruhr zugrunde. Selbst wenn es so scheint, als läge der Konflikt auf Sachebene, seinen Ursprung findet er auf der Beziehungsebene oder er verlagert sich dahin (Wawrzinek 2020, Kap. 1.1). Der Psychoanalytiker Sigmund Freud meint, dass sich Störungen in der Beziehungsebene auch auf die Sachebene auswirken. Sein Eisberg Modell verdeutlicht die Analogie der Verhältnisse der beiden Ebenen.

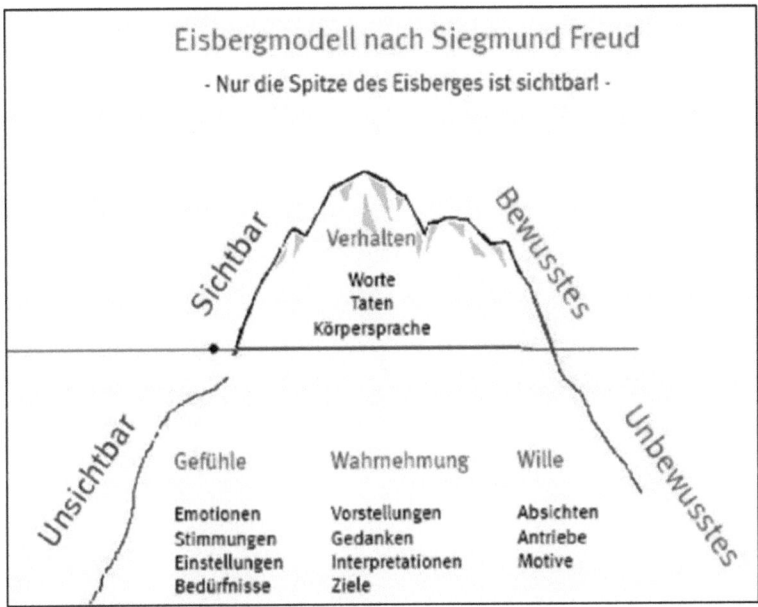

Abbildung 2: Eisbergmodell nach Siegfried Freud (Hesse, Schrader 2007)

2.3.1 Praxisbeispiel zum Aspekt „Konfliktebenen"

Kathi arbeitet seit vielen Jahren in der Operationsabteilung. Sie hat keine Fachweiterbildung absolviert, hat sich aber in der Praxis sehr großes Fachwissen angeeignet und arbeitet in allen Abteilungen. Dafür be-kommt sie eine finanzielle Zuwendung, die sonst nur Schwestern bekommen, welche die Fachweiterbildung

OP absolviert haben. OP-Schwester Laura empfindet das als ungerecht und bittet den Betriebsrat um Überprüfung dieser Einstufung. Nach Prüfung zeigt dieser der Geschäftsleitung eine Falscheinstufung an und fordert die Rücknahme dieser Entscheidung. Die Geschäftsleitung muss darauf reagieren und stuft zurück. Kathi fühlt sich durch Laura nicht anerkannt. Die Stimmung sinkt zwischen den beiden Schwestern auf den Nullpunkt.

Bei diesem Konflikt ist die Verlagerung von der Sach- in die Beziehungsebene deutlich sichtbar.

3 Die Aufgabe der Führungskraft

„Hauptaufgabe von Führungskräften ist es, alle notwendigen Bedingungen herzustellen, damit ein Team seine Aufgabe erledigen kann." (Pletzer 2018)

Dabei müssen sie kommunizieren, koordinieren, zusammenführen und entscheiden. Das Verhalten und die Konfliktfreundlichkeit der Führungskräfte sind prägend für eine gute Konfliktkultur, weil sich Teammitglieder an ihnen orientieren. Führen heißt kommunizieren und für gute Kommunikation sorgen. Eine Teamleitung sollte bestehende Konflikte erkennen, bearbeiten und konstruktiv lösen. Dabei ist unparteiisches Eingreifen und Steuern unabdingbar. Das wird von den Teammitgliedern auch so erwartet. Fehlerhaftes Führungsverhalten verlagert die Verantwortung ins Team. Es ist Aufgabe der Führungskraft, für ein positives Miteinander im Team zu sorgen. Hauptarbeitsmittel ist dabei die Kommunikation. Ziel ist es, unerwünschtes Verhalten des Mitarbeiters zu korrigieren, um eine zuverlässige Teamzusammensetzung mit gemeinsamen Regeln und Zielen zu erhalten und zu festigen. Falsch dagegen wäre es, Spannungen zu ignorieren oder zu unterdrücken. Im Speziellen sollte durch ein gelungenes Konfliktmanagement die Verbesserung der Einstellungen und Verhaltensweisen der Konfliktparteien angestrebt werden (Preißler 2008, S.52 f). Ein gesundes, positives Teamleben wirkt sich auch Arbeitszufriedenheit, Arbeitserfolg und natürlich auf die Gesundheit jedes einzelnen aus. Immer wieder zeigt sich, dass in Konflikten am Arbeitsplatz Mitarbeiter demotiviert und unproduktiv handeln. Sie können sich in Konflikten nicht mehr ihren Aufgaben widmen, weil der Handlungsablauf gestört ist, was zu negativen wirtschaftlichen Folgen führen kann. Der Kreis, der am Konflikt beteiligten Personen, wird größer und die Intensität des Konfliktes nimmt ständig zu. Diese Situation hindert das Team, seine Aufgaben und Ziele geschlossen anzustreben und zu erledigen. Nicht zuletzt verliert eine Führungskraft an Glaubwürdigkeit, wenn es ihr nicht gelingt, kritische Situationen im Team zur Sprache zu bringen.

4 Die Grundstrategien der Konfliktbewältigung

Im professionellen Konfliktmanagement gibt es inzwischen mehrere unterschiedliche Methoden, um eine gemeinsame Lösung anzustreben. Konfliktmanagement bezeichnet alle Konzepte, Instrumente und Methoden, um einen bestehenden Konflikt zu entschärfen und die Parteien wieder zu einer konstruktiven Debatte und einem gemeinsam akzeptierten Resultat zurück zu führen. Ziel dabei ist es, sich systematisch mit den Auslösern und Ursachen auseinander zu setzen, um bestehende Konflikte zu bewältigen (Steiger & Lippmann 1999, S.320). Bei Konfliktbewältigung geht es in erster Linie immer darum, wie Konfliktparteien miteinander umgehen. Im Folgenden gibt es einen Überblick über einige Grundstrategien der Konfliktbewältigung.

4.1 Perspektivwechsel

Ziel beim Perspektivwechsel ist es, Selbst- und Fremdbild sowie auch Handlungen und Aussagen des Konfliktpartners zu verstehen. Wenn es den Parteien gelingt, sich in den anderen hineinzuversetzen, können die Beteiligten mehr Anerkennung für die Sicht des anderen entwickeln. Trotz aller Schwierigkeiten, Verletzungen und Kränkungen können so die Dinge rational und emotional nachempfunden werden, um wertschätzende, sachliche Argumente zu finden. Da Menschen im Konflikt die Fähigkeit und Bereitschaft zu Empathie und Anerkennung verlieren, sind sie oft nicht mehr in der Lage, eine andere Denkweise zu finden. Ein Perspektivwechsel ist dann nahezu unmöglich (Widulle 2012, Kap. 5.1.3).

4.2 Win-Win-Strategie

Das Modell wurde von Thomas Gordon entwickelt und wird als zwei Gewinner Methode bezeichnet. Bei dieser Strategie sollen alle Konfliktpartner als Gewinner hervorgehen. Das bedarf einer förderlichen Einstellung, dass durch gemeinsame Bemühungen verschiedene Lösungswege möglich sind. Die Beziehung der Konfliktpartner wird dabei nicht gestört da es Respekt, Meinungsvielfalt und das Bemühen um konstruktive Lösungen vereint (Hornung, Lächler 1999, S.254).

4.3 Harvard-Konzept

Roger Fisher, Bruce Patton und Ury Wiliam entwickelten in den achtziger Jahren die Harvard Methode. Bei dieser Verhandlungsmethode ist es Ziel die Sach- und Beziehungsebene zu trennen, um so Entscheidungen unter Verwendung neutraler Kriterien zu suchen. Werden dabei die Interessen ausgeglichen, kann ein Gewinn für alle Beteiligten geschaffen werden. Der Fokus liegt auf ressourcensparender Konfliktlösung, die Einsparung von Kosten, Zeit und emotionaler Energie (Eremit, Weber 1999, S. 71 - 74).

4.4 Mediation

Die Mediation ist ein Schlichtungsverfahren bei vor allem akuten Konflikten. Ein Mediator leitet neutral die Aussprache. Er trifft keinerlei Entscheidungen, sondern unterbreitet lediglich Vorschläge und bietet so Hilfe und Unterstützung bei der Lösung des Konflikts an. Die Konfliktparteien entscheiden hierbei selbst über eine zufriedenstellende Einigung (Loffing 2014, S. 43 f.).

4.5 Konfliktlösegespräch

Grundlegendes Merkmal des Gesprächs ist der unvereinbare, emotional belastende Gegensatz von Interessen, Werten und Zielen zwischen den Konfliktpartnern. Vor dem Lösungsprozess kann definitiv keine Kooperationsgemeinschaft erwartet werden, die in anderen Gesprächen vorausgesetzt wird. Sie muss im Gespräch hergestellt werden (Rassek 2020). Ein Konfliktlösegespräch sollte eine kommunikationspsychologische Grundstruktur aufweisen und zielorientiert verlaufen. Im Abschnitt 6 wird sich eingehend mit dieser Thematik beschäftigt.

5 Der Konflikt im Team

Eine Konfliktlösung stellt immer eine Herausforderung dar. Was ist jedoch zu tun, wenn die Führungskraft selbst am Konflikt beteiligt ist? Eine unparteiische, neutrale Konfliktbewältigung ist hier nicht mehr möglich. Die eigene Involviertheit und Emotionalität bringen die Führungskraft in eine Doppelrolle. Dazu kommt: Um sich in einen Klärungsprozess zu begeben, benötigt es Vertrauen, das im Konflikt fehlt. Selbstreflektierende und strukturiertes Vorgehen hilft bei der Vorbereitung des Konfliktlöseweges. Gibt es keinen Lösungsansatz, muss die Konfliktbewältigung delegiert werden und die nächsthöhere Leitungsebene eingreifen. Dennoch sollte vor diesem Schritt in einem Mitarbeitergespräch eine Deeskalation des Konflikts angestrebt werden (von der Heyde, von der Linde 2009, S. 201f.). Das Mitarbeitergespräch ist ein Instrument der Personalführung. Es dient der Kommunikation über Bedürfnisse und Perspektiven der Mitarbeiter. Dabei erfolgt ein Austausch zwischen Vorgesetzten und Angestellten über Arbeit und Leistung. Diese Gespräche sind strukturiert und finden meist unter 4 Augen statt. Sie unterscheiden sich von Alltagsgesprächen, indem sie einen arbeitsbezogenen Sachverhalt oder eine Zielsetzung verfolgen (Rassek 2020). Unabhängig davon ob die Führungskraft selbst Teil des Konflikts ist oder ob sie die Konfliktmoderation übernimmt, die Aufgaben sind gleich: Betreuung, Begleitung und Beratung.

Folgende Situation im Unternehmen zeigt auf, dass die Führungskraft im Konfliktfeld zwischen Leitungsrolle und Teammitgliedschaft steht.

Seit 15 Jahren arbeiten Schwester Ute und Ina zusammen in einem Team. Ina hat schon immer mit Ute ein Problem und ist neidisch auf sie, weil diese auf Arbeit wie auch im Privatleben souverän auftritt, von anderen anerkannt und im Team beliebt ist. Als Schwester Ute zur Leitung ernannt wird, zeigen sich deutliche Rivalitäten: „Das gesamte Team steht wie eine Wand gegen dich." Da sich Ute zunächst noch mit ihrer eigenen Rolle auseinandersetzen und klären muss, wie sie diese ausführen wird, geht sie darauf nicht ein. Später zeigt Ina eine offene Akzeptanz. Sie ist, für alle deutlich sichtbar, sehr geflissentlich und betont freundlich zu Ute. Alle Entscheidungen der Teamleitung werden gutgeheißen. Dabei hat Ina aber eine innere Ablehnung. Sie verstrickt sich in widersprüchliche Aussagen, ist an manchen Tagen sehr förmlich und lässt auch schon mal spitze Bemerkungen wie z.B. "Ich würde ja ohne Pause durcharbeiten, aber da bekomme ich Ärger mit der Leitung." fallen. In Gesprächen fällt sie ihr gern ins Wort und gibt Ideen der Teamleitung als ihre eigenen wieder. Ina intrigiert und beeinflusst andere Teammitglieder durch ständiges "Gehetze" gegen die Leitung. Da werden alte Geschichte aufgewärmt, Affären unterstellt und ganz genau beobachtet, wann Ute wie etwas sagt und negative Absichten unterstellt. Ina redet stundenlang auf andere Teammitglieder ein und fordert deren Zustimmung zur negativen Meinung. Dabei hat sie großen Einfluss, auf die zum größten Teil sehr jungen Kollegen, und schüchtert sie ein. Diese Intrige spielt sich so im Hintergrund ab, dass die Teamleitung, das alles nur vermutet. Manchmal kommen die Betroffenen zu Ute: „Ina hat wieder auf mich eingeredet." Sie empfinden diese Situation als sehr unangenehm. Ute ist sich unsicher, ob und wie sie Ina darauf anspricht. Ist es falsch, Ina zur Rede zu stellen, da sie die Informationen ja auch zugetragen bekommen hat? Stellt sie damit die anderen bloß und verletzt ihr Vertrauen? Als Führungskraft hat man die Aufgabe jeden Konflikt der angezeigt wird nachzugehen. Jede Vermeidung der Konfrontation vertieft diese Grenzverletzung. Voraussetzung für eine Kultur des Respekts ist, störendes Kommunikationsverhalten zu unterbinden. Damit professionelle Kommunikation stattfinden kann, bedarf wiederholtes respektloses Verhalten klare Konsequenzen. Eine Teammediation die vor einiger Zeit stattfand, scheiterte weil die prozeduralen Vorrausetzungen einer Durchführung nicht gegeben waren. Da das Mediationsverfahren von der Pflegedienstleitung angeordnet wurde, konnten die Streitparteien nicht freiwillig über die Teilnahme entscheiden und zeigten keine Verhandlungsbereitschaft. Die Vertraulichkeit und Neutralität des Mediators waren auf Grund seines verdeckten Auftrages in Frage gestellt und hinderten die Parteien einen Konsens zu finden. Die Konfliktpartner waren nicht motiviert an der Verhandlung teilzunehmen. Da es dem Mediator auch nicht gelang die Motivation und Atmosphäre zur fairen Konfliktbewältigung zu korrigieren, wurde die Mediation abgebrochen.

Der oben beschriebene Konflikt entstand auf Grund zwischenmenschlicher Probleme und persönlichen Abneigungen. Um eine konstruktive Einigung und eine offene Kommunikation zu erreichen, ist das Ansprechen der Problematik die beste Intervention. Als Strategie der Konfliktlösung bietet sich ein Konfliktlösegespräch an.

6 Konfliktlösung

Wie soeben erwähnt, wird für die Bearbeitung des Konflikts ein Konfliktlösegespräch in Betracht gezogen. Im nächsten Abschnitt wird erläutert wie die Vorbereitung und Durchführung eines solchen Gesprächs abläuft.

6.1 Gesprächsvorbereitung

Wichtige Gespräche, dazu gehört das Konfliktlösegespräch, sollten vorbereitet werden. Ziel dabei ist es sich mit Ruhe, Abstand und Übersicht auf das Gespräch einzustimmen. Diese persönliche Vorbereitung dient auch der eigenen Emotionskontrolle. Vor Beginn des Konfliktgesprächs ist eine sorgfältige Konfliktdiagnose unabdingbar. Wenn bekannt ist, welche Ursachen, Gründe und Anlässe Konflikte haben, können diese ursachenorientiert bewältigt werden (Widulle 2012, Kap. 5.1.3). Es ist ratsam eine Vorbereitungsliste mit Denkleitplanken zu erstellen, mit denen eine Konfliktanalyse möglich ist. In der kommunikativen Praxis gilt es, die folgenden sieben Aspekte ins Blickfeld zu nehmen:

- Um welchen Sachverhalt, welche kritische Situation geht es?
- Welche Personen sind am Konflikt beteiligt und wer ist darüber hinaus betroffen?
- Wie verhalten sich die Beteiligten und wie äußert sich der Konflikt?
- Treten die Situationen gehäuft oder in bestimmet Konstellation auf?
- Wie werten die Beteiligten den Konflikt? Welche Sichtweisen haben sie?
- Welche Beeinflussung auf das Team hat der Konflikt?
- Sind die Beteiligten an einer Lösung interessiert?

In den 1940er Jahren entwickelte Carl Rogers die personenzentrierte Gesprächsführung. Dieses zentrale Instrument der Gesprächsführung beinhaltet drei Grundhaltungen: Kongruenz, Empathie und Akzeptanz. Sie sind für die Art und Weise, wie ein Gespräch verläuft unerlässlich (Loffing 2014, S.32 - 34). Grundvoraussetzung für ein Gespräch ist ein klarer äußerer Rahmen. Dazu gehören ein ruhiger Raum, das Ausschalten von Störquellen wie Telefon oder Lärmbelästigung und ein ausreichender Zeitrahmen, welcher bis zu 90 Minuten betragen kann.

6.2 Gesprächseinladung

Die Gesprächseinladung sollte persönlich, nicht am Telefon und nicht vor anderen Teammitgliedern ausgesprochen werden. Eine Information über den gewünschten Gesprächsinhalt ist notwendig, damit alle Teilnehmer die gleiche Chance auf eine Vorbereitung des Gesprächs erhalten. Außerdem bewahrt es die Gesprächspartner vor Zweifel und Unsicherheit über Gründe des Gesprächs, die sich in Aggressivität, Unterwürfigkeit oder Verschlossenheit ausdrücken können. Folgendes Praxisbeispiel zeigt eine kommunikative Einladungsmöglichkeit auf: „Ich merke, dass es zwischen uns Spannungen gibt, darum möchte ich gern mit dir über unsere Zusammenarbeit im Team sprechen. Wann würde es passen?"

Die spannungsgeladene Dynamik der Konfliktsituation verdeutlicht sich während der Einladung. Ina reagiert sofort aggressiv und mit verteidigender Rechtfertigung. Damit das Konfliktlösegespräch eine zuverlässige Chance erhält, muss die Führungskraft die Rollenverantwortung übernehmen und darf auf diese Reaktion nicht eingehen. Sie soll den Konfliktpartner darauf verweisen, dass das Gespräch in Ruhe und mit Vorbereitung geführt werden soll.

6.3 Gesprächsstruktur nach der KAUB-Formel

Mitarbeitergespräche sollten, wie bereits erwähnt, einer nachvollziehbaren Gesprächsstruktur folgen. Die KAUB-Formel ist dabei eine Möglichkeit, das Gespräch in eine erfolgsversprechende Struktur zu bringen. Die vier Buchstaben stehen für:

- K-Kontaktphase,
- A-Aufmerksamkeitsphase,
- U-Unterredung und
- B-Beschluss (Dashöfer 2018).

6.3.1 Kontaktphase

Durch persönliche Worte wird in der ersten Phase der Kontakt hergestellt. Da der Anlass spannungsgeladen ist, sollte eine formelle Einleitung und Danksagung für die Bereitschaft zur Konfliktlösung gewählt werden. In dieser Phase werden außerdem Grundregeln für alle Gesprächspartner aufgestellt:

- Wir hören zu und lassen den anderen ausreden!
- Wir greifen unsere Gesprächspartner nicht persönlich an!

- Wir verzichten auf Provokation, Verletzungen und Abwertungen!
- Wir nutzen die Selbstoffenbarung unserer Gesprächspartner nicht aus!

Durch gemeinsame Regeln wird vorab definiert, dass es trotz eines Konflikts einen Konsens gibt. Die Führungskraft ist dabei selbst Vorbild, verhält sich ruhig, sachlich und zielorientiert und spricht mit ICH-Botschaften. DU-Botschaften klingen meist nach Vorwurf und können im Lauf des Gesprächs problematisch werden. ICH-Botschaften trennen Wahrnehmungen von Tatsachen. Sie sind eine Selbstoffenbarung und können positive Auswirkungen auf die Offenheit und Vertrautheit des Gesprächspartners haben. Drei Elemente, die in der Gesprächsführung wichtig sind, finden dabei Beachtung:

- aktives Zuhören,
- konstruktives Feedback und
- Konfrontation ohne Angriff (von der Heyde, von der Linde 2009, S. 41 - 57).

6.6.2 Aufmerksamkeitsphase

In der Aufmerksamkeitsphase wir das Thema und der Gesprächsverlauf dargestellt. Es geht um neutrale Beschreibung des Konfliktthemas, den Perspektivabgleich und die Zielsetzung für Führungskraft und Mitarbeiterin. Dabei muss das Gesprächsziel nicht unbedingt eine Lösung des Konflikts sein. Manchmal ist eine vorläufige Situationsklärung ausreichend und die Beteiligten können sich emotional beruhigen (van der Heide, van der Linde 2009, S. 22).

6.6.3 Unterredung

In dieser Phase des Konfliktdialogs werden die Themen bearbeitet, es kommt zur Aussprache und zum Meinungsaustausch. Zunächst stellt die Mitarbeiterin den Konflikt aus ihrer Perspektive dar. Durch offene, strukturierte Fragen, aktives Zuhören und Spiegeln erhält die Teamleitung einen Einblick in die Sichtweise der Konfliktpartnerin. Daran schließt sich die Darstellung der Führungskraft an. Eine neutrale Wiedergabe, mit sachlichen Schilderungen und ICH-Botschaften, in denen eigene Gedanken und Gefühle widergespiegelt werden, soll eine Perspektivübernahme der Konfliktpartnerin herbeigeführt werden. Diese Gesprächsform stellt einen ständigen Wechsel zwischen eigener Reaktion und aktivem Zuhören dar- ein verlangsamter Streitdialog. Es ermöglicht ein Ergründen und Vordringen zu den sachlichen und emotionalen Gründen des Konflikts. Danach kann über Lösungen gesprochen werden. Damit das Konfliktgespräch für die zukünftige Zusammenarbeit eine gemeinsame Basis schaffen kann, werden Gemeinsamkeiten und Unterschiede benannt und Lösungsoptionen gesammelt (Benien 2010, S. 124 - 134).

- Was ist das Ziel?
- Welche Optionen und Bedürfnisse gibt es?
- Welche realistischen Lösungen gibt es?
- Welche tragbaren Vereinbarungen wollen wir treffen?

6.6.4 Beschluss

Die letzte Gesprächsphase gipfelt im Gesamtfazit. Es werden Lösungen in Form eines Protokolls fixiert und das Gesprächsergebnis und Vereinbarungen zusammengefasst. Das soll Unverbindlichkeit, Missverständnissen und Unbeständigkeiten entgegenwirken. Es wird ein Zeitpunkt vereinbart um die Tragfähigkeit der Einigung und die Praxisbewährung zu überprüfen (Benien 2010, S. 135 - 138). Im Konfliktgespräch werden unterschiedliche Positionen und Perspektiven herausgearbeitet und die Motivation zur Lösung des Konflikts gefördert. „Aus meiner Sicht wäre es doch hilfreich, wenn wir uns fragen: Wie bekommen wir es hin, damit wir uns als Arbeitskollegen respektieren und einen fairen Umgang haben. Was ist dir an unserer Zusammenarbeit wichtig?" Das Gespräch wird mit einem positiven Ausblick abgeschlossen, in dem die Führungskraft betont, dass sie diese Aussprache als wichtig ansieht.

Ein Konflikt kann nur bewältigt werden, wenn die Beteiligten den Konflikt auch irrational abgeschlossen haben. Störungsfreies Handeln erfordert, vereinbarte Regelungen einzuhalten. Die fehlende Distanz zum Problem kann hemmend in der Bewältigung sein. Auch wenn beide Konfliktpartner keinen Konsens gefunden haben und der Konflikt nicht abschließend geklärt werden kann, dient dieser Gedankenaustausch einer besseren Selbsteinschätzung (Loffing 2014, S. 35 - 37).

7 Zusammenfassung

Ziel dieser Abschlussarbeit war es herauszufinden, ob eine Führungskraft Konflikte im Team konstruktiv lösen kann. Bei der Erarbeitung dieser Abschlussarbeit hat sich gezeigt, dass vor einer Konfliktlösung immer die Konfliktanalyse steht. Dieses Instrument hilft zu veranschaulichen, dass Konflikte hohe Kosten verursachen und keine der Parteien einen Nutzen davonträgt. Neben den finanziellen Aufwendungen, wie schlechte Arbeitsleistungen, Ausfälle der Arbeitszeit und Kosten für Konfliktlösungen, sind Stress, negative Gefühle und moralischer Tiefstand erkennbar. Durch diese Analyse kann verdeutlicht werden, dass eine Weiterführung des Konflikts für beide Seiten ein ungünstiger Umstand ist. Die Bereitschaft zur Klärung und Beendigung der Konfrontation kann damit gefördert werden. Wenn sich Konflikte bereits ins Team verlagert haben, ist es für alle Beteiligten eine Herausforderung diese Konfliktsituation aufzulösen. Führungskräfte müssen lernen mit konfliktträchtigen Situationen umzugehen. Eine erste Möglichkeit hierfür ist eine Teambesprechung, in der eine Konfliktkultur mit festen Teamregeln im Umgang miteinander aufgestellt wird. Im Hinblick darauf, dass es keine Lösung gibt, darf sich nicht gescheut werden externe Konfliktberater zu beauftragen.

Die in der Einführung erwähnte Äußerung des Psychologen Friedemann Schulz von Thun, dass Menschen die miteinander zu schaffen haben, sich einander zu schaffen machen, muss nicht zwangsläufig zutreffen. Um diese Aussage zu entkräften und eine konstruktive Zusammenarbeit zu gestalten, müssen sich Menschen respektieren und das muss beim Gegenüber auch so ankommen. Dabei muss man seine Mitmenschen mit Wertschätzung behandeln und lediglich dessen Leistung oder sein Verhalten benennen und analysieren, aber nicht seine Person. Dass man als Führungskraft eine Vorbildfunktion hat, mit Mitarbeitern auf Augenhöhe kommuniziert, ist eine Selbstverständlichkeit. Um die verschiedenen Herausforderungen zu bewältigen bedarf es einer hoher Eigenmotivation und einer Kommunikationsstärke im Konzept des Konfliktmanagements.

Eine Beschäftigung mit diesem Thema ist wichtig, weil dadurch eine professionelle Herangehensweise und das Selbst- und Rollenverständnis der Führungskraft sensibilisiert und unterstützt werden kann. Bei der Erarbeitung dieses Themas wurde durch Beobachtungen in der Teamarbeit festgestellt, dass es im Hinblick auf konstruktive Konfliktlösestrategien die wirkungsvollste Taktik nicht gibt. Die Einstellung, die Wahrnehmung und gemachte Erfahrungen prägen das Konfliktverhalten eines Menschen. Unterschiedliche Situationen, verschiedenen Teamzusammensetzungen und die Persönlichkeit der Führungskraft und des Mitarbeiters spielen bei der Konfliktbewältigung eine entscheidende Rolle und erfordern kontextuelles Handeln. Eine teamintrigierte Leitung muss in der Lage sein authentisch, ehrlich und loyal in diesen Prozess einzugreifen, nur so ist eine konstruktive Konfliktlösung möglich. Für die Teamleitung muss die Komplexität der mit ihrer Funktion verknüpften Aufgaben plausibel sein.

Literaturverzeichnis

Becker, F. (2005): https://wpgs.de/fachtexte/gruppen-und-teams/konflikt-definition-arten/. letzter Aufruf: 05.11.2020

Benien, K. (2010): Schwierige Gespräche führen. 7. Auflage. Hamburg: Rowohlt Taschenbuch Verlag

Büro für Berufsstrategie Hesse und Schrader (2007): https://www.bpb.de/lernen/grafstat/klassen-checkup/46406/m-04-02-vier-ohren-und-ein-eisberg. letzter Aufruf: 01.11.2020

Dashöfer, H. (2018): https://www.dashoefer.de/wir-ueber-uns/impressum.html. letzter Aufruf: 01.11.2020

Eremit, B.; Weber, K. (2015): Individuelle Persönlichkeitsentwicklung-Crowing by Transformation. Wiesbaden: Springer Verlag

Fuchs-Brüninghoff, E.; Gröner, H. (1999): Zusammenarbeit erfolgreich gestalten – Eine Anleitung mit Praxisbeispielen. München: Verlag C.H. Beck

Haug, Ch. (2008): Erfolgreich im Team-Praxisnahe Anregungen für effiziente Team- und Projektarbeit. München: Deutscher Taschenbuchverlag

Hornung, R.; Lächler, J. (1999): Psychologisches und soziologisches Grundwissen für die Krankenpflegeberufe. 8. Auflage. Weinheim: Psychologie Verlags Union

Kälin, K.; Müri, P. (2005): Sich und andere führen- Psychologie für Führungskräfte, Mitarbeiterinnen und Mitarbeiter. 15. Auflage. Thun: Ott Verlag

Köhler, A.: https://www.imageberater-nrw.de/ib-kompetenzbereiche/psychologie /hintergrundwissen-neid/letzter Zugriff: 30.10.2020

Loffing, Ch.; Loffing, D. (Hrsg.) (2014): Konfliktgespräche in der Pflege. Hannover: Schlütersche Verlagsgesellschaft mbH& Co.KG

Pletzer, K. (2018): https://kerstin-pletzer.de/konflikte-im-team-10-erprobte-tipps-fuer-fuehrungskraefte/letzter Aufruf: 30.10.2020

Preißler, N. (2008): Führungskräfte im Konfliktfeldzwischen Leitungsrolle und Teammitgliedschaft. Norderstedt: GRIN Verlag

Rabe, Ch. S.; Wode, M. (2020): E-Book. Mediation-Grundlagen, Methoden, rechtlicher Rahmen. 2. Auflage. Heidelberg: Springer Verlag GmbH

Rassek, A. (2020): https://karrierebibel.de/gespraechsarten/ letzter Aufruf: 10.09.2020

Steiger, J.; Lippmann, E. (1999): Handbuch angewandte Psychologie für Führungskräfte - Führungskompetenz und Führungswissen. Band II. Berlin/Heidelberg: Springer Verlag

von der Heyde, A.; von der Linde, B. (2009): Gesprächstechniken für Führungskräfte-Methoden und Übungen zur erfolgreichen Gesprächsführung. Planegg: Rudolf Haufe Verlag GmbH&Co.KG

Warkentin, N. (2020): https://karrierebibel.de/mein-kollege-saegt-an-meinem-stuhl/ letzter Aufruf: 28.05.2020

Wawrzinek, U. (2020): E-Book. Kompass für schwierige Führungssituationen. Stuttgart: Schäffer-Poeschel Verlag für Wirtschaft Steuern und Recht GmbH

Widulle, W. ((2012): E-Book. Gesprächsführung in der sozialen Arbeit. Grundlagen und Gestaltungshilfen. 2. Auflage. Wiesbaden: VS Verlag für Sozialwissenschaften. Springer Fachmedien

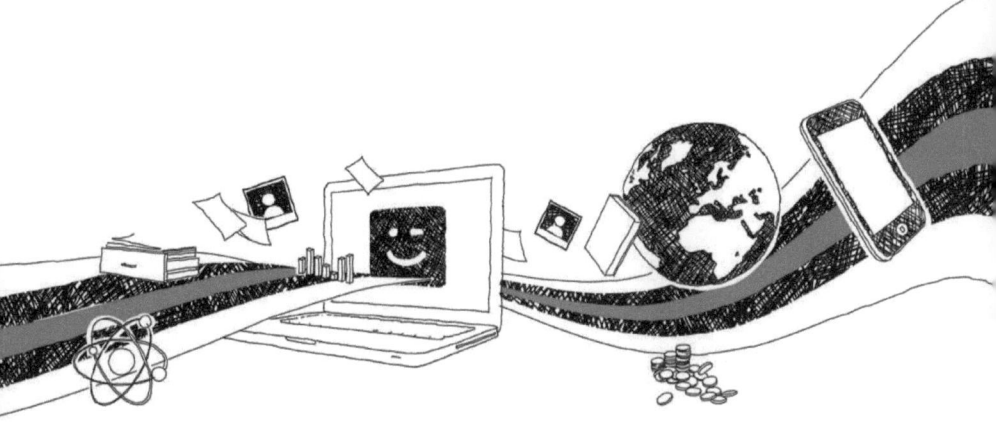
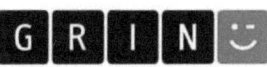